AF314363

SUPPLEMENT

POUR PROUVER

LES VERTUS

DE LA

POUDRE ROYALE

FEBRIFUGE

DU S^R. DE LA JUTAIS,

LIVRE SECOND.

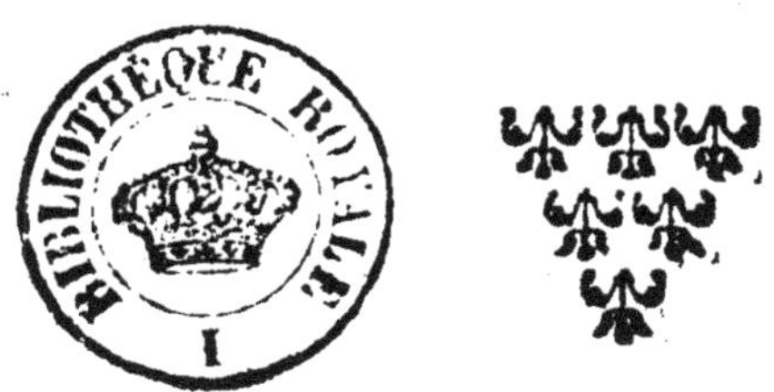

A LA HAYE;

Chez WENDERMEEN, dans le Grocefter.

M. DCC. XLVIII.

SUPPLEMENT

Pour prouver les Vertus de la Poudre Royale Fébrifuge du Sr de la Jutais.

LIVRE SECOND,

Dans lequel on trouvera des raisons solides par Demandes & Reponses, touchant la mortalité causée par les Fluxions de Poitrine, Pleurésies, Pleurimonies, & autres maladies ; avec le moyen sûr d'y remedie sans y employer le funeste usage des saignées réitérées.

D 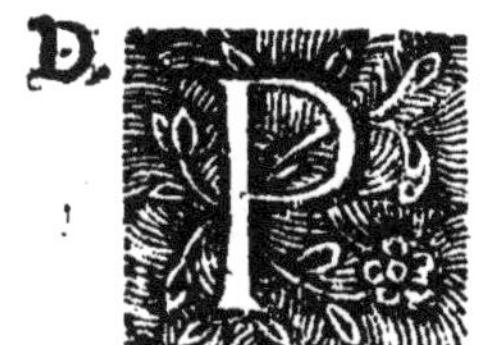OURQUOI jusqu'à present est il mort plus de monde par les Fluxions de Poitrine, Pleurésies, & Pleurimonies, que par les autres Maladies ?

R. C'est parce qu'on fait sortir du Corps le Sang qui est son plus intime ami, & qu'on lui laisse son plus cruel ennemi.

D. Expliquez-no usla chofe plus clairement.

R. L'intime ami du Corps eft le Sang;
c'eft fon foutien, c'eft fa vigueur, c'eft
par lui qu'il agit dans toutes les fonctions;
fans lui nul animal ne fçauroit vivre, & la
plus parfaite fanté confifte dans la pureté
du Sang. Cette vérité eft inconteftable. Son
plus cruel ennemi eft l'impureté des humeurs dont le plus fubtil formant un mau-
vais chile, fe communique & fe mêle in-
fenfiblement dans le Sang; origine par con-
féquent des maladies ?

D. Quel moyen avez vous, pour y remé-
dier ? autres que les faignées réïtérées qui,
fuivant vous, font meurtrieres.

R. C'eft de purifier promptement la maffe du Sang, fans l'enlever du corps; & cela
par la vertu d'un parfait Purgatif Fébrifuge,
parce que la Fiévre, qui eft le principal
fimptôme des fluxions de Poitrine, étant
détruite, tous les autres fimptômes ceffent
incontinent: ce qui fait que la fanté s'enfuit
promptement ?

D. Si cela eft, quelle raifon a-t'on eu
jufqu'à prefent de répandre tant de Sang,
quoiqu'incertain de la réüffite dans ces maladies fi périlleufes ?

R. Elles font en effet dangereufes, &
feront toujours mortelles, tant que l'on
fuivra l'ufage des faignées réïtérées, ufage

qui n'a été mis en pratique qu'au défaut d'un véritable Purgatif Fébrifuge , capable de feparer de la maffe du Sang toute l'impureté qui caufe le défordre : la découverte n'en avoit point encore été faite ; mais prefentement que l'expérience nous en prouve les heureux fuccès , il y auroit de l'inhumanité de verfer tant de Sang à l'avenir.

D. Apprenez-nous donc quel eft ce puiffant Remede.

R. C'eft la Poudre Royale Fébrifuge du fieur de la Jutais , qui eft le véritable Purgatif Spécifique , non-feulement à ces fortes de maladies , mais encore à toutes celles caufées par l'abondance des humeurs pécantes, même jufqu'au Virus.

D. L'Emétique bien préparé ne peut il pas avoir le même fuccès ?

R. Quelque bien préparé que foit l'Emétique , il n'a point la qualité Fébrifuge , par confequent il n'eft point le véritable Remede propre à guérir ces fortes de maladies , non plus que d'autres Purgatifs , qui irritent plûtôt le mal que de le guérir.

D. Expliquez-nous , s'il vous plaît , par quelque comparaifon familiere , les mouvemens & l'action qui fe paffent dans les fluxions de Poitrine.

R. Pour le bien comprendre , il faut comparer l'action de la fiévre dans les fluxions de Poitrine à celle du feu , fur lequel on exposeroit un chaudron avec du lait ; si la Personne qui en doit prendre soin n'est pas attentif d'en ôter promptement de dessous le trop de bois, lorsqu'il commence à bouillir & à se gonfler, il est certain qu'une partie du lait en sortira hors les bords, & le reste sera consommé par la trop grande ardeur du feu ; en sorte que le chaudron se trouvera vuide. Il en est de même du feu de la fiévre causée par la mauvaise qualité des humeurs, lequel dans cette espéce de maladie est poussé & excité à une si grande chaleur, que le Sang en bouillonne, & se gonfle si fort, qu'il s'en répand une partie dans l'intérieur des poulmons ; en sorte que si ceux qui ont le soin de gouverner le Malade ne sont pas attentifs de faire évacuer promptement l'origine & la cause de la fiévre, par le moyen du Purgatif Fébrifuge dont nous venons de parler, en suivant l'instruction qui en enseigne l'usage au premier Livre, contenant les Vertus de cette Poudre ; il est certain que le grand feu de la fiévre joint à la corruption du Sang échapé dans l'intérieur des poulmons, consommera entierement tout ce qui maintient le principe de vie, de maniere qu'il n'en restera plus que le chaudron, qui sera le cadavre, comme on voit chaque jour.

D. Votre comparaison du lait avec le

Sang me paroît juste & naturelle, & me
fait comprendre la nécessité qu'il y a d'é-
vacuer promptement la cause de la fiévre
& non le Sang. En effet, je vois qu'on se
moqueroit d'une personne, qui, pour empêcher le lait de sortir du chaudron, lorf-
qu'il éleve son bouillon, croiroit bien faire d'en diminuer le volume cuillerée à
cuillerée, au lieu d'en ôter promptement
le trop de feu, le restant ne s'éleveroit-il
pas avec la même véhémence, jusqu'à s'é-
chaper du chaudron. Je vois en cela qu'il
en est de même des saignées qu'on réïtere
mal à propos, à proportion que la fiévre
augmente, au lieu d'en ôter la cause sans
aucun délai ; d'autant qu'on en trouve au-
jourd'hui le moyen dans les Vertus du Fébrifuge que vous proposez. Mais permettez-moi de vous demander quels font les
simptômes qui font reconnoître les fluxions de Poitrine, & les momens desquels
on doit profiter pour les combattre à propos.

R. De toutes les maladies, il n'y en a
point qui soient plûtôt caractérisées que les
fluxions de Poitrine, par trois simptômes
très distingués. Le premier est la fiévre qui
continue toujours, & qui augmente de
plus en plus. Le second est un point ou
douleur très vive, que le Malade ressent
dans le côté ; & le troisiéme consiste dans

les crachats sanguinolans, ou fouetés de
petits filets de Sang. On doit donner le
susdit Fébrifuge au moment qu'on s'apperçoit de la maladie, & le réïterer sitôt que
l'évacuation est finie, c'est-à-dire, environ
douze heures après la premiere prise. Dès
ce moment le Malade s'apperçoit qu'il est
hors de danger ; les autres prises se don-
nent de vingt-quatre heures en vingt-quatre heures ; & jusqu'à ce que la fiévre soit
entierement détruite : ce qui arrive le plus
souvent après l'évacuation de la troisiéme
ou quatriéme prise ?

D. Permettez-moi de vous demander ,
si on pourroit donner avec le même succès
le Remede que vous proposez à un Malade
qui auroit été saigné une ou deux fois.

R. Ce ne sera point une saignée, si elle
est jugée necessaire, pratiquée dès le commencement de la Maladie, & avant l'usage
de ce febrifuge qui pourra en empecher les
heureux succès. On ne se récrie que contre le grand nombre des saignées réïterées,
capable de détruire les forces du Malade.
Mais il est très important qu'il ne soit plus
saigné dès le moment qu'il aura commen-
cé de prendre ce purgatif, qui pour lors ,
ne pourroit plus agir suivant la disposition
du corps, parce qu'il en seroit detourné,
d'où s'en suivroit un préjudice notable, &
peut-être la mort.

On est toujours certain d'un heureux succès, si on fait prendre au Malade ce salutaire purgatif dans tous les tems
que les crachats paroissent sanguinolans,
lesquels sont la vraie marque que le dépôt
du sang échapé dans l'interieure des pou-
mons, n'y a point encore formé aucune corruption. Car si la corruption est une fois
formée, il est certain qu'il n'y a aucun remede capable de sauver le Malade. Cependant, comme on peut être incertain,
si le mal a fait tant de progrès, on conseille
à tout hasard de donner ce Fébrifuge ; parce qu'on a veu plusieurs Malades qu'on
croyoit desesperés, en être parfaitement
guéris, témoin Mr. Charbonnier assez con-
nu par son secret de la Fumigation, lequel,
dans pareille fluxion de Poitrine, se trou-
va dans un état si triste, que le transport
au Cerveau s'en étoit suivi ; & qui cependant en peu de jours eut le bonheur de recouvrer la plus parfaite santé, par le moyen
de cinq ou six prises de ce puissant Specifique, qui lui firent évacuer une abondance de matieres d'une puanteur étonnante :
ce qui n'est pas surprenant, puisque j'ai vû
à d'autres personnes, en pareilles maladies
que ce Purgatif a fait sortir une masse de
vers tous vivans, & à plusieurs une
infinité de glaires des plus épaisses & te-
nasses ; après quoy la parfaite guérison s'en

A v

est suivie. Voit-on jamais de pareilles éva-
cuations, & si salutaires après l'usage des
saignées réïterées ?

On a pu remarquer qu'ordinairement
les fluxions de Poitrine commencent par
un gros Rhume ; c'est pourquoi, si on
veut le prevenir, & s'en garantir, on doit
prendre ladite poudre dès-ce tems là ; parce
que les humeurs qui les causent étant évacuées, il n'y a plus rien à craindre.

D. Quelle difference faites-vous des
Pleuresies & Pleurimonies aux fluxions de
Poitrine, puisqu'on ressent également dans
ces trois maladies une douleur au côté?

R La principale cause des Pleuresies pro-
cede d'une humeur sereuse & acide, mêlée
dans le sang, laquelle étant exposée ou agitée
par une extrême chaleur & que tout-à-coup
le corps se trouve assailli d'un froid subit ;
il s'en suit aussi-tôt une Coagulation du
sang, qui n'ayant pas sa libre circulation,
forme un dépôt ou point fixe dans le côté
avec une fiévre qui ne discontinue, qu'en
dilatant promptement le sang & en ôtant la
cause par le moyen de ce Purgatif. Les remedes que l'on met ordinairement en usage à cette sorte de maladie, sont d'appli-
quer sur le côté quelque Topique, & en
même tems exciter la transpiration par un
Sudorifique, ce qui a presque toujours
réussi. On a vû fréquemment les Pleuresies

se trouver compliquées dans les fluxions de Poitrine, ladite poudre guérit radicalement l'un & l'autre. A l'égard de la Pleurimonie qui est la plus dangereuse, on la reconnoît aussi-tôt par la quantité de Sang tout pur, que la force de la fiévre fait jetter au Malade par la bouche, joint à cela un point de côté dont la douleur est extrême. Cette Maladie est guérie en deux fois 24 heures, en réïterant ladite poudre de 12 en 12 heures. A-t'on d'autres remedes qui en pareil cas, operent aussi promptement & avec tant de succès ?

On ne doit pas attendre, s'il est possible de prendre cette poudre dans ces trois sortes de maladies au 4e. & 5e. jour ; parce qu'il arrive souvent que la grande violence de la fiévre tue les Malades en moins de trois jours. On doit aussi être attentif de ne leur donner rien à manger, pendant le tems que la fiévre existe ; mais seulement leur faire prendre un peu de boüillon d'heure en heure.

D. Permettez-moi, Monsieur, de vous demander par quelles raisons vous donnez la qualité de Specifique à la Poudre Royale Fébrifuge, pendant que toute la Faculté prétend qu'il n'y a point de purgatif Specifique.

R. Il est vrai que jusqu'à présent la Faculté n'en a mis aucun en pratique qui ait une perfection aussi accomplie pour les heureux succès que la poudre Royale Fébrifuge du Sᵣ. de la Jutais, parce qu'elle renferme cinq vertus principales qui, à juste titre, doivent lui donner la qualité de specifique ; sçavoir : 1º. d'agir suivant la disposition du corps. 2º. N'exciter aucune inflammation. 3o. De ne causer jamais de superpurgation ; la dose étant proportionnée aux forces & au temperament des Malades : ce qui doit être une des principales attentions de ceux qui la mettent en pratique. 4º. De purifier la masse du Sang de toute humeur peccante ; effet essentiel, qu'on réconnoît veritable, en ce qu'elle guérit radicalement & promptement les fiévres, & 5º. De rendre le corps plus fort & plus léger, dès le lendemain de son operation, ce qui prouve sa qualité cordiale. De là on peut conclure combien ce vertueux Specifique est efficace dans toutes les fiévres malignes de quelques natures qu'elles soient ; ce que l'experience a toujours prouvé. Parce qu'en purifiant la masse du Sang, elle évacue en même tems toute corruption, ce qui fait tant de désordre ; principalement lors qu'on la laisse sejourner trop long-temps ; c'est par cette raison que si on veut éviter la malignité, il faut faire prendre cette Poudre dès le commencement de la maladie, qu'on peut aussi prévenir si on s'en purge d'avance. Le premier

petit livre enseigne l'usage & la maniere de
l'administrer dans les differentes maladies
indiquées où elle est propre.

D. Toutes les raisons, Monsieur, que
vous venez de nous dire, me paroissent très-
solides, & me font comprendre que la
convalescence de ceux qui ont eu le bonheur d'être guéris par ce Febrifuge, doit
être courte.

R. Vous pensez juste, Monsieur ; elle
est souvent si prompte, & la santé si parfaite, que les personnes ausquelles on fait
le rapport de la maladie, ne peuvent croire
qu'elle ait pû être si périlleuse. Il en est de
même de ceux qui ont eu le malheur de se
voir épuisés par la multiplication des saignées. Quelques-uns en échappent, j'en
conviens, & cela grace à leur bon tempérament ; mais combien y en a-t'il que le
cours d'une année n'est pas suffisant pour
rétablir dans une santé bien moindre que
la premiere, & d'autres qui se voyent ré-
duits à des maladies chroniques & incura-
bles ? Encore sont-ils félicités de ce qu'ils
n'en sont pas morts.

D. Je vois presentement, comme vous,
que rien n'est plus périlleux que l'usage de
ces sortes de saignées. Par exemple, si un
Malade, dont le tempérament se trouve
disposé à la transpiration, qui est l'effet le
plus heureux qu'on puisse desirer, entr'au-

tres, dans les fiévres malignes où le pour-
pre doit paroître au dehors ; dans la petite Vérole, les Pustules, & dans les Pleurésies, les Sueurs. Quel malheur pour le pau-
vre Souffrant, qu'une maudite saignée vienne à la traverse, dans le moment d'où dé-
pendoit le bonheur de recouvrer sa santé.

R. Vous le dites certainement dans la pure
verité, car la révolution qui se fait pour
lors, cause des redoublemens de fiévres
si violentes, que le transport au cerveau
s'en suit. Aussi-tôt on décide qu'il faut re-
doubler les saignées, & cela, dit-on, pour
calmer cette fiévre. Mais inutilement, le
coup fatal est porté, peu en échapent. A-
t'on jamais vû de pareils desordres causés
par l'usage de la poudre Royale Fébrifuge ?

D. Je veux croire, Monsieur, que cette
Poudre a toutes les qualités réquises,
que vous venez de lui attribuer, mais pensez-vous qu'un chacun en aura une si bonne opinion que vous en avez ? Car enfin
nous avons vû si souvent des remedes anon-
cés au Public dans des termes les plus flat-
teurs, par les grandes qualités qu'on y attribue, & qui cependant ne sont qu'une
parfaite Charlatannerie ?

R. Je le sçai comme bien d'autres qui
en ont vû de tristes experiences ; mais si
vous y avez ait attention, vous aurez re-

marqué que ces faux remedes font bien-tôt
decriés & éclipfés, & qu'ils n'ont qu'un
tems de peu de durée.

Il n'en eft pas de même de la Poudre
dont je vous parle, qui depuis plus de 36
ans qu'elle eft expofée au Public, s'eft toujours fait reconnoître de plus en plus par
fes heureux fuccès, nonobftant la calomnie de certaines ames baffes, qui pour un
vil interêt, ont fait tous leurs efforts à cher-
cher les occafions d'en diminuer la reputation ; quoiqu'ils n'ayent jamais pû prouver que ce remede ait caufé la mort à quelqu'un, au contraire, fi on veut bien lire les
cinq & fixiéme Chapitres du premier Livre
contenant les vertus de cette poudre, & de
ce que nous allons encore en citer, on ne
doutera point des preuves de l'examen ré-
gulier, après une infinité d'expériences &
de rapports autentiques qui ont été faits.
Ainfi toutes les Perfonnes équitables qui
en auront vû les heureux fuccès, en parle-
ront avec la même confiance que je fais,
& qu'en a écrit Mr Charrier, fçavant & ancien Medecin de Ville d'Aigre en Poitou,
par fa Lettre adreffée au Sieur de la Jutais,
en datte du 17 Septembre 1746, par laquelle il lui marque :

„ Vous avez jufte raifon, Monfieur,
„ de dire que votre Poudre eft un Remede
„ fpécifique pour guérir les fluxions de

,, Poitrine ; je l'ai expérimenté en plusieurs
,, occasions , & cela avec tout le succès
,, desiré , puisque j'ai guéri tous mes Ma-
,, lades avec toute la promptitude possi-
,, ble. Je continuerai cette pratique à l'a-
,, venir , & je vous avoue que j'étois du
,, nombre de ceux qui disent qu'il n'y a que
,, les saignées réïterées , qui puissent guérir
,, les fluxions de Poitrine ; mais je conviens
,, que j'étois dans l'erreur.

Peut on s'expliquer plus positivement ?

D. Il est vrai , Monsieur , que l'imposture
contre cette Poudre est poussée à un excès
outré de la part d'une multitude de gens
dont l'intérêt est opposé à ce Remede.

R. En voici la raison , Monsieur ; c'est
qu'ils craignent que les Personnes sensées
n'adoptent un Remede si salutaire , & par
conséquent n'abandonnent l'usage des saignées : ce qui leur seroit d'un préjudice notable ; c'est pourquoi ils font tous leurs efforts pour tâcher de détourner la confiance
qu'on pourroit prendre aux vertus de cette
Poudre.

D. Cependant une chose me surprend
dont je n'ai pas encore bien pû comprendre la cause ; c'est que vû la grande mortalité qui a regné , & qui regne encore ac-
tuellement , principalement dans les Campagnes (car de cette année 1748 , on m'a
assuré que dans un Village près de Lagny ,

nommé Juleiny, tous les Habitans y étoient morts de fluxions de Poitrine, ou de fiévres malignes, à l'exception du Curé, & de dix ou douze Personnes ; qu'à Colombe, à une lieue & demie de Paris ; à Arblé, à trois lieues de Paris ; à Châteauville, à une lieue & demie de S. Germain, & dans toute la Valée de Montmorenci, la plus grande partie des Habitans y étoient morts des mêmes maladies, principalement les hommes plus que les femmes.) Et quoiqu'on ait fait comprendre à ces bonnes gens, comme à bien d'autres, que les saignées réiterées étoient leur perte ; qu'ils ne devoient user que de bons purgatifs, tels que la Poudre Royale Fébrifuge ; ils aiment mieux préferer les saignées.

R. Je sçais tout cela comme vous ; la cause de ce désordre vient de ce que certains Barbiers de Village, qui s'y érigent en Chirurgiens, & dont la plus grande partie n'ont d'autre science que celle de saigner, tiennent une réponse prête, qu'ils semblent s'être communiquée les uns aux autres ; principalement aux environs de Paris, lorsque les Parens des Malades leur proposent de faire usage de la Poudre Royale Fébrifuge, comme d'un très bon Remede. Ces Mercenaires leur disent : *Y pensez-vous, de vouloir donner à votre Parent un Remede violent & dangereux ?*

Et si par hazard il en mouroit, comme ce-la ne manqueroit pas, que diroit-on de vo-tre conduite, si ce n'est que vous avez vou-lu empoisonner votre Parent pour avoir sa succession? Mais si au contraire vous suivez l'usage pratiqué tous les jours par les plus habiles Medecins de Paris, & que nonob-stant, votre Parent vienne à mourir, on n'aura rien à vous reprocher; & l'on dira: S'il est mort, c'est parce que son heure étoit venue. Aveuglement inoui!

Ne croyez - vous pas, Monsieur, que ce pernicieux usage est un espéce de fléau, qui tue plus de Sujets & de Soldats au Roy que les Armes de ses Ennemis; car la premiere Ordonnance pratiquée aujour-d'hui dans quelque maladie que ce soit, est la saignée.

D. Le récit que vous venez de faire est la pure vérité; mais comment remedier à à un si grand abus, s'il est soutenu par un faux système?

R. Très faux système, comme je vais le prouver par une expérience importante, qui se pourroit faire facilement, si notre SOUVERAIN MONARQUE vouloit bien l'ordonner pour le bien de ses Su-jets; sçavoir: qu'un Criminel robuste con-damné à la mort, au lieu de le mener au supplice, sa grace lui fût accordée, à cond.tion qu'il fubiroit la même opération que celle qu'on pratique chaque jour fi cruelle-ment envers les Malades attaqués de fluxions de Poitrine, je veux dire que dans l'efpace de fix à fept jours, ce Criminel feroit faigné exactement, & fans aucune fein-te ni faveur, douze ou treize fois, & re-duit en même tems aux bouillons de pou-let : croyez-vous, Monfieur, qu'après une pareille opération, ce Criminel pût profiter de la grace qui lui auroit été accordée ? Pour moi, je n'en crois rien ; car après ce grand épuifement, une fiévre violente ne man-queroit point de furvenir.

D. L'operation que vous venez de pro-pofer, eft très finguliere, il feroit à fou-haiter qu'on en fît l'experience ; car je me perfuade que ce ne feroit pas un Criminel feul qui y periroit, mais quil en feroit de même, quand il y en auroit cent. Par con-fequent ce feroit le veritable moyen de dif-fuader les efprits, en faifant connoître que les faignées réïterées ne font point un remede, tel qu'on s'eft efforcé de le venter jufqu'à prefent par une Rhétorique étudiée.

R. Mais revenons préfentement aux im-poftures & calomnies outrées qu'on s'eft efforcé de publier pour perfuader que la Poudre Fébrifuge ne contient point les vertus qu'on lui attribue. Les uns affurent que c'est un purgatif violent dont on doit se méfier , & qu'il faut être bien robuste pour en faire usage.

Si cela étoit , verroit-on les enfans de quatre , cinq & six ans guéris promptement des fiévres intermittentes , ou de maladies causées par les vers , avec demie prise de cette Poudre , qui les leur fait sortir le plus souvent tout vivans.

Voici un fait bien plus singulier arrivé à une petite fille de Mr. Osonne Avocat au Conseil , demeurant ruë Plâtriére , lequel se trouvant avec sa Famille à sa Maison de Campagne située à Lagny , lorsque cet enfant agée pour lors seulement de deux ans & demi fut attaquée d'un flux de Sang , si terrible qu'on crut qu'elle n'en pouvoit guérir ; dans ce cas desesperé , Mr. Osonne ne balança point de détremper une demie prise de cette Poudre , avec de la gelée de pommes de reinette , & la fit avaler à sa Malade. L'effet en fut si prompt, & si heureux , que dès le lendemain mâtin le pere qui connoissoit parfaitement les vertus de ce puissant remede, par les différentes experiences qu'il en avoit fait , en exerçant ses charités chaque année , n'hésita point de donner de la même maniere l'autre demie prise de Poudre qui acheva de guérir l'enfant parfaitement. Peut-on dire après une pareille operation que ce specifique foit un Remede violent ?

D'autres ont affuré que ce Remede tuoit plus de Malades qu'il n'en guériffoit. C'eft une calomnie outrée, puifqu'on défie de pouvoir prouver que cette Poudre ait jamais fait mourir perfonne par fon opération, quand bien même elle auroit été prife mal-à-propos.

Et d'autres que ce Fébrifuge eft une felle à tous chevaux ; qu'on ne doit pas avoir confiance à un Remede qu'on dit être propre à tant de maux ; parce qu'il n'en faudroit qu'un, difent-ils, pour chaque Maladie.

Peut-on parler ainfi ? pendant qu'ils ne ne doivent pas ignorer, qu'un Purgatif qui a la qualité de guerir les fiévres, ne peut le faire fans enlever de la maffe du Sang toutes fortes d'impuretés, & les évacuer fuivant la difpofition du corps. Par confequent ce Specifique, eft propres à guérir toutes les maladies caufées par l'abondance des humeurs pecantes.

Après pareil difcours, eft-il furprenant qu'un Remede ainfi décrié par fes ennemis répandus furtout dans Paris, ait pû donner au Public toute la confiance qu'il méritoit, il n'y a eu que ceux qui en avoient vû les heureux fuccès, qui fe font moqués de pareilles impoftures, & qui fouvent les ont repouffés avec ardeur par les preuves qu'ils en avoient & qu'ils en citoient.

D. Vous venez de prouver parfaitement que la Poudre Royale Fébrifuge , loin d'être un Remede violent , on y trouve au contraire des vertus qu'on ne voit point dans tous les autres purgatifs. Mais, Monsieur , si vous vouliez bien nous raconter de quelle maniere ce puissant Remede a été introduit en France ; ce seroit le vrai moyen , de faire cesser toutes ces sortes de discours malins.

R. Je le veux bien , Monsieur.

Le feu Roy Louis XIV. d'heureuse mémoire , apprenant avec chagrin la désolation que causoient les fiévres & dissenteries presque toutes les années , principalement dans la plûpart des Campagnes , de même que dans ses Armées , se plaignoit à feu Mr Fagon , son premier Médecin , qu'il étoit inoüi que de tant de Médecins qui étoient dans son Royaume , aucun n'eût encore pû trouver de Remedes certains pour pouvoir guérir radicalement ces sortes de maladies. Les Résidans & Agens de France dans les Cours Etrangeres étoient chargés de s'informer si, dans ces Pays-là, quelqu'un auroit fait quelques découvertes à ce sujet. Il fut même envoyé quelques Elixirs en France à cette occasion qui n'eurent pas le succès desiré. Enfin , ce fut en 1712 que l'Ambassadeur qui étoit à Venise aſſura Sa Majeſté qu'un ſçavant Médecin y guériſſoit radicalement avec trois priſes au plus d'une Poudre qu'il avoit découverte, toutes ſortes de fiévres intermittentes, même les plus rebelles. Sur cet avis, le Monarque lui donna ordre de propoſer à ce Médecin de venir à ſa Cour, où il trouveroit tous les avantages qu'il pourroit ſouhaiter pour l'établiſſement de ſon Remede, ſuppoſé qu'il eût le même ſuccès en France qu'il avoit à Veniſe. La propoſition fut accep-tée ; Mr de Guiller vint à la Cour : les ex-périences de ſa Poudre ſe firent à l'Hôpital d'Avon, à Fontainebleau, avec tout le ſuccès deſiré. Sa Majeſté en eut tant de plaiſir, qu'Elle voulut chaque jour être informée du nombre des Malades guéris, qui monta pendant l'Automne de 1712 à plus de 800. Ce fut pour lors que Sa Majeſté accorda à Mr de Guiller une pen-ſion de 1200 liv. avec ordre de préparer la quantité ſuffiſante de cette Poudre, tant pour les Hôpitaux de ſes Armées, que pour ſes Sujets. Le Privilége excluſif lui en fut accordé avec la Croix de S. Lazare : il au-roit reçû bien d'autres avantages, ſi ce Mo-narque ne fût mort ſi-tôt après. Ce n'eſt point ici une Fable. Le Brevet de Sa Ma-jeſté, celui de penſion, la Croix de S. La-zare, & le rapport écrit de la main de feu Mr Fagon, ſont des Piéces autentiques qui n'en laiſſent aucun doute. Tous les premiers Médecins qui ont ſuivi feu Mr Fagon ont approuvé cette Poudre. Les mêmes expériences ont été réïtérées en 1733 dans le même Hôpital d'Avon, ſous les yeux de Mr Chicoyneau, avec le même ſuccès ; & la Lettre de Mr Dufort, premier Médecin du Roy à Strasbourg, en datte du 28 Novembre 1740, adreſſée au Sieur de la Jutais, l'aſſure avoir écrit au Miniſtre, *qu'il étoit à ſouhaiter que le Roy continuât d'en faire envoyer dans les Hôpitaux de ſes Armées.* En effet, elle y a eu un ſi grand ſuccès, qu'on en peut voir les relations conſervées au Bureau de la Guerre à Verſailles,

Le Certificat de la Compagnie des Indes, qui eſt dans le premier Livre qui enſeigne l'uſage de cette Poudre, n'eſt il pas une preuve que ce puiſſant Spécifique a des ſuccès auſſi heureux au-de là des Mers, qu'en deçà, puiſqu'il guéit radicalement les fiévres rebelles au Senegal en la Côte d'Affrique, pendant que toutes ſortes d'autres Remedes n'avoient jamais pû y parvenir.

Qui connoît mieux les grands avantages produits par cette Poudre que les Habitans de la Ville d'Arles, puiſque Meſſieurs leurs Gouverneurs & Conſuls ſe ſouvenant des heureux ſuccès qu'elle y avoit eu du tems
que

le Sieur de la Jutais y demeuroit, lequel l'administroit gratis à tous les Malades du pays, qui étoient attaqués, ou de fiévres, ou de fluxion de Poitrine, pleuresies, dissenteries, flux de Sang, &c. donnerent ordre l'année derniere 1747 aux Trompettes d'y publier & afficher les mêmes Placards qui ont été affichés à Paris, & qui leur furent presentés par le Buraliste qui en fait une consommation considerable.

Monsieur Chasgnon, Resident de France dans le Valais, Païs allié des Suisses, ayant fait connoître les vertus de cette Poudre, dans l'Abbaye de St. Maurice dont les Réligieux en envoyerent aussi-tôt prendre cent paquets, qui ont produit un si bon effet, qu'ils en ont redemandé un pareil nombre. C'est Mr. l'Aumonier de la Chapelle du Roy aux Thuilleries qui a été chargé de cette commission.

Il seroit trop long de citer ici tous les envois que le Sieur de la Jutais a fait de cette Poudre, tant en Hollande avant la guerre, que dans differentes Colonies, principalement dans plusieurs de l'Amerique, entr'autres à Leogane, où Mr. Chevalier Docteur Regent de la Faculté de Paris a acquis une reputation singuliere par les belles Cures que cet heureux Specifique lui a produit. Avant son départ pour ce Païs là, il en avoit fait les experiences, de concert

avec Mr. de la Jutais, dans la Paroiſſe de
St. Paul à Paris, où il étoit Médecin des
Pauvres. Il en fut ſi content qu'il en vou-
lut emporter avec lui une forte proviſion.

Ce Livre feroit un trop gros volume,
ſi on vouloit y inſerer tous les envois qui
ont été faits de cette Poudre dans diverſes
Provinces du Royaume, dont la plûpart
ſont demandés par des Médecins, & par
quantité de Chirurgiens, même des Apo-
ticaires, tous très-ſatisfaits des heureux ſuccès qu'ils en voyent chaque jour.

Après des experiences & des preuves ſi
autentiques, n'eſt-il pas étonnant que la
Faculté de Paris, n'ait pas encore adopté
un Remede qui lui eſt ſi neceſſaire, comme nous allons le prouver par des raiſons
ſi fortes que j'ay à alléguer à ces Meſſieurs,
que je me flate qu'ils ne differeront plus de
l'ordonner à leurs Malades, d'autant plus
que pluſieurs d'entr'eux très-éclairés, pour
en avoir vû dans divers occaſions tant
d'heureux ſuccès, n'ont pû s'empêcher de
conſeiller à ceux qui leur en parloient,
d'en envoyer prendre chez le Sieur de la
Jutais. Ils ont plus fait, puiſqu'ils en ont
proportionné les doſes aux forces & tem-
peraments de leurs Malades.

D. Cela étant ainſi, vous pouvez faire
cette tentative, mais je doute que ces Mrs.
en corps ſe rendent à vos raiſons, quelques

fortes qu'elles foient, furtout, s'il eft vrai
qu'ils fe foient fait une Loi de n'admettre
aucun autre Remede que ceux de leur ufage ordinaire, quand bien même ils fçau-
roient que leurs Malades de quelque qualité
qu'ils foient, en feroient guéris radicalement ; ce qui m'a fait fouvent réflechir,
que nous avons été bien heureux que notre
Monarque ait été malade loin de Paris,
puifqu'un Remede étranger l'a heureufe-
ment fauvé.

R. Permettez-moi, Monfieur, de vous
répondre que je ne fçaurois me perfuader
qu'un corps fi refpectable & fi éclairé ne
fit ufage de ce Fébrifuge Specifique, s'il
étoit parfaitement convaincu de toutes fes
vertus, d'autant que plufieurs Médecins de
la Faculté de Paris, même après avoir vû
les prompts effets & heureux fuccès de ce
Remede, l'ont adminiftré à leurs Malades, & continuent de s'en fervir journel-
lement ; & en effet qui pourroit mieux que
Mrs. les Médecins faire adminiftrer cette Poudre à propos, puifqu'ils ont la
connoiffance des maladies, & qu'ils peuvent proportionner les dofes aux forces, &
temperament des Malades, d'où dépen-
dent les heureux fuccès. S'ils veulent bien
en ufer ainfi, je protefte qu'ils en verront
chaque jour des efpeces demiracles. Ainfi
ils n'auront jamais le chagrin de voir périr

leurs Malades par l'épuisement des faignées, ni par les autres purgatifs qui n'agissent point suivant la disposition du corps. Ils auront la satisfaction de trouver dans cette Poudre un Remede certain, pour guérir les Maladies Populaires qui regnent presque toutes les années dans les Villages, & cela lorsqu'ils y seront appellés ou commandés pour y aller. Pour lors on verroit bien-tôt tous les autres Médecins, & Chirugiens du Royaume suivre leurs exemples. Quelle satisfaction pour notre Roy, s'il voyoit ses Soldats, & ses Sujets promptement guéris, joüir d'une bonne santé, en suivant exactement cette méthode, les mettre par là bien-tôt en état, les uns de résister aux fatigues de la guerre, & les autres de rendre les campagnes fertiles.

D. Je sçai, Monsieur, les grands avantages qui en reviendroient à l'Etat; mais je vous répete que je doute fort que Mrs. de la Faculté se déterminent à changer leur ancien usage.

R. Je pense encore en cela differemment que vous : voici en partie sur quoy je fonde mon opinion. C'est qu'autre fois la Faculté avoit rejetté l'usage de plusieurs Remedes, & Purgatifs, & que cependant elle les a adoptés depuis. Pourquoy voulez-vous qu'elle n'en fasse pas de même à l'égard

d'un Spécifique bien different en superio-
rité , lorsqu'elle en aura reconnu les vertus?
Qui plus est , je scai que souvent plusieurs
de ces Mrs. se sont plaints à certains Apo-
tiquaires que leurs Purgatifs ne correspon-
dent point à leurs Ordonnances , soit par
les supplemens de peu de valeur qu'ils y
mêlent , ou par le peu de vertu que leurs
compositions renferment. Mais la bonne
opinion que j'ay qu'ils adhereront à ma pro-
position est fondée sur ce que dans le grand
nombre de Médecins qui forment ce corps,
il y en a plusieurs qui ont adopté ce purgatif, & je suis persuadé qu'il y en a beau-
coup qui voyent parfaitement que l'usage
qu'ils pratiquent (n'ayant aucun Spécifique
assuré , pour la guérison radicale des maladies) n'est point la veritable Médecine qui
doit consister à connoître le corps humain,
& à trouver des Spécifiques propres à le
maintenir en santé , ou à là lui rendre
qnand il l'a perduë. Or peut-on prouver
que l'Emétique quelque bien préparé qu'il
soit , & autres Purgatifs ordinairement ad-
ministrés par la pratique usitée chaque jour,
soient des Spécifiques assurés , pendant
qu'ils n'ont aucune qualité Fébrifuge , &
par consequent incapable de séparer de la
masse du Sang toutes sortes d'impuretés
comme fait la Poudre Royale Fébrifuge ?

Croyez-vous aussi que ces Mrs. les plus

éclairés ne comprennent pas que l'épuifement caufé par les faignées, eft plus-tôt un
déftructeur de la nature, qu'un reftaurateur,
comme l'experience funefte ne le fait que
trop voir. Car peut-on rien de plus odieux
& plus digne de compaffion que de voir
prefque tous les mois fortir de l'Hôtel Dieu
des fix, fept & huit cens morts, pendant
qu'il n'en fort pas 50 radicalement guéris,
grace encore à leur bon temperament.

Il eft vrai que c'eft un aveuglement outré de ne pas comprendre que la grande
quantité des faignées réïterées qui s'y pratiquent en fait tout le défordre, parce que
le plus fubtil du Sang étant enlevé, la bile
& autres impuretés en occupent auffi-tôt
la place, & n'en étant point évacuées par
un Purgatif auffi Spécifique que celui dont
nous parlons, elles s'y corrompent fi fort,
en fe mêlant dans toute la maffe du Sang,
que les fiévres les plus fimples, deviennent
ou rebelles, ou malignes, d'où s'en fuit la
mort.

D. Vos raifons font très folides, & me
font penfer, qu'il y auroit une belle experience à faire à ce fujet, qui feroit de par-
tager les Malades fans choix à proportion
qu'ils entreroient dans cet Hôtel; en placer
la moitié dans un Dortoir, & l'autre dans
un autre Dortoir ou Salle; dans l'un Mrs.
les Médecins y pratiqueroient leurs ufages

ordinaires, & dans l'autre la Poudre Royale Fébrifuge y feroit adminiftrée fidélement
On verroit pour lors clairement laquelle
des deux manieres remporteroit la victoire.

R. Convenez, Monfieur, que tout ce
que j'ay avancé eft une verité conftante,
que fi Mrs. de la Faculté veulent bien y
faire reflexion en voyant fous leurs yeux
les experiences qu'ils peuvent faire de ce
Spécifique dans les occafions où il s'agit
d'évacuer de la maffe du Sang toutes fortes
d'impuretés, il feront charmés d'adopter
un Spécifique fi certain.

*On a été informé que certains Par-
ticuliers mal intentionnés s'ingerent,
malgré les deffenfes expreffes de fa
Majefté, de diftribuer un faux Remede qu'ils affurent être la Poudre
Royale Fébrifuge du Sieur de la Jutais. Et d'autres qui la déguifent en
Opiatte ou en Tablettes. Mais comme ils abufent le Public, par les mau-
vais effets dont on fe plaint, & qu'il
s'agit de la vie, on avertit chacun de
ne faire aucun ufage que de celle dont
les paquets & prifes font cachetés &
Timbrés des Armes du Roy, fembla-
bles à la préfente empreinte.*